# Miswak
# ein Zweig macht Zähne strahlend

## Natürliche Zahnbürste aus Afrika revolutioniert

### Auch als E-Book erhältlich

# Monika Braun

# EIN SPRICHWORT MEINER SCHULZEIT:

„Lachen ist das Zähneputzen der Seele"

# Vorwort

Mein Name ist Monika Braun und ich bedanke mich erst mal für Ihren Erwerb dieses Ratgebers. Stammleser meiner Bücher und E-Books wissen, dass ich stets auf der Suche nach Außergewöhnlichem bin, welches ich vorab am eigenen Leibe austeste.

Heute ist es wieder soweit! Ich stelle Ihnen die afrikanische Zahnbürste, Kurzbezeichnung Miswak vor.

Es ist ein erstaunlicher Zweig, der Ihre Zähne strahlend macht. Leider in unseren Breitengraden keineswegs so bekannt, dennoch revolutioniert er bereits Tausende von Menschen. Meine gesamte Familie nach eingehenden Tests ebenso.

Ich möchte Sie auch nicht lange auf die Folter spannen, lesen Sie die Vorteile und praktischen Anwendungen, mit dem Miswakzweig. Seien Sie gespannt.

Was mich betrifft, nehme ich wie üblich kein Blatt vor dem Munde und teile gerne die Erfahrungen mit Ihnen. Aber das kennen Sie bereits.

Viel Vergnügen beim Lesen.

Ihre Monika Braun

# Inhaltsverzeichnis

# Wie lange gibt es Miswak schon?

Der Miswakzweig wird seitdem Altertum zur Reinigung der Zähne benutzt. Bereits in einem altindischen Gesetzbuch von Manu -600 v. Chr. wurde die Verwendung der gekauten Zweige genannt.
Und soweit mir zugetragen ist, auch in der berühmten altindischen Sammlung des medizinischen Wissens Sushruta -400 v. Chr. empfohlen.

Ebenso spielt der Miswak in der islamischen Welt eine gigantische Rolle. Ein Muslim glaubt an die Sauberkeit, im Mundbereich. Ist dieser rein, haben Krankheiten keine Chance. Ich habe im Netz einen interessanten Artikel dazu gefunden, hier die URL:
**http://bit.ly/miswak-und-glaube**

Sie sehen bereits unsere Vorfahren kannten die Vorteile des Zweiges, dann wird es Zeit uns diesen näher zu betrachten.

# Woher stammt die afrikanische Zahnbürste-Miswak?

Womöglich fragen Sie sich, was ist denn nun Miswak? Was will mir die Autorin sagen. Von wo kommt das Ding her? Hier die Antwort.

Diese erstaunliche Zahnbürste ist schlicht und ergreifend ein Zweig. Und zwar ein Stückchen Ast des Zahnbürstenbaumes.

**Ja** lachen Sie nicht, der Baum heißt wirklich so. Wissenschaftlich auch: Arrakbaum.  Wer den Baum live betrachten möchte, der findet diesen, wenn auch erheblich kleiner, im Leipziger Zoo. Ich denke dies war in der Tropenabteilung, kann es aber nicht mehr mit Bestimmtheit sagen. Wer diesen traumhaften Zoo bereits besuchte, kann dies nachempfinden.

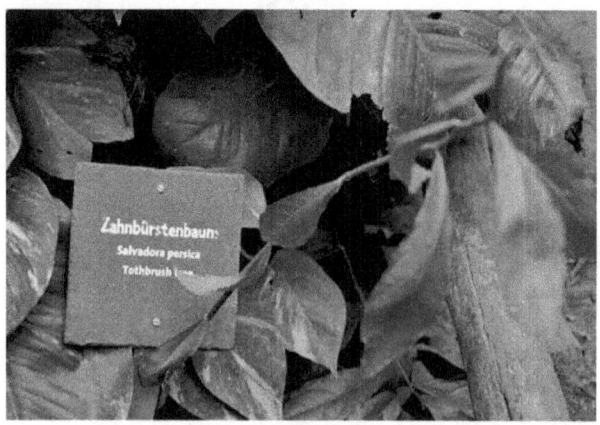

Auf jeden Fall sind die Blätter dick und fleischig, wenn man diese in den Finger hält. Dennoch wie erwähnt, in der Natur erscheint dieser Baum, oder auch Strauch schon monumentaler.

Der Zahnbürstenbaum oder Arrakbaum, wächst in den Wüsten Ostafrikas, Vorderasien und Indien. Es ist ein besser gesagt ein immergrüner Strauch.

Dort in diesen Regionen wird der Zweig heute noch verwendet. Die Afrikaner beispielsweise, nutzen kleine Äste dieses Baumes zum Zähneputzen.

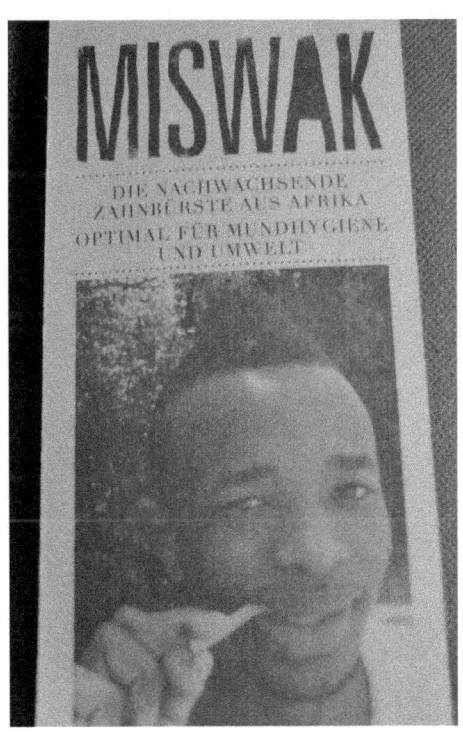

Außerdem schaffen die Wurzelextrakte von Eucelea natalensis traditionell Linderung von Bronchitis, Brustfellentzündung, chronischem Asthma und Venenleiden. Laut meiner Quelle von Pflanzenforschung.de

Unter der nachfolgenden URL können Sie auch ein Foto des ungewöhnlichen Baumes / Busches sehen.

Interessant:

# http://bit.ly/miswakbaum

# Was sagt Wikipedia über Miswak?

Miswak (arabisch ÇáÓæÇß , DMG miswâk, Pl. mâsawîk), auch Siwâk bezeichnet einen Zweig, eine Knospe oder ein Wurzelstück des Zahnbürstenbaumes (Salvadora persica), das zur Reinigung der Zähne verwendet wird. Der Miswak ist eine traditionelle arabische Form der Zahnbürste.

Der etwa 20 Zentimeter lange Zweig wird an einem Ende solange angekaut, bis eine Art Bürste entsteht. Quelle: http://de.wikipedia.org/wiki/Miswak

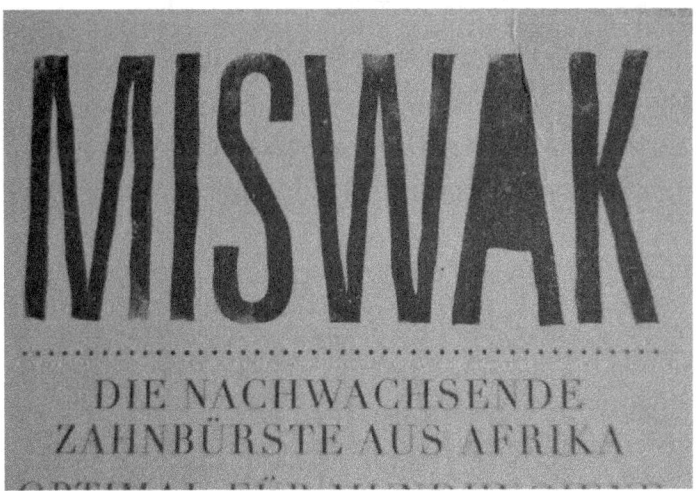

# Zahnpflege was ist das Besondere daran?

Bevor ich näher darauf eingehe, wie ich diesen Zweig, bzw. afrikanische Zahnbürste anwende und warum, möchte ich kurz die Wichtigkeit auf die Zahnpflege richten. Zähne sind unser Kapital. Ein strahlendes Lächeln öffnet so manche Türe innerhalb von wenigen Minuten.

**Deshalb:**

Eine sorgfältige Mundhygiene ist Voraussetzung für den langen Erhalt kräftiger Zähne. Salate mit Essigdressing, Früchte), Tabak oder säurehaltige Getränke greifen unsere gesamte „Kauleiste" an. Durch eine gewissenhafte Zahn- und Mundpflege sind Karies, Entzündungen des Zahnfleisches und des Zahnhalteapparats sowie Mundgeruch vermeidbar.

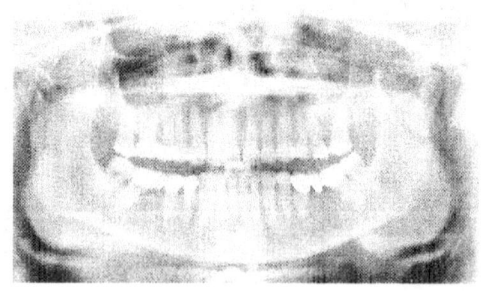

Auslöser von Karies und Zahnfleischerkrankungen sind bakterielle Zahnbeläge auch Plaque, bzw. Biofilm genannt. Deshalb kann es für uns nur eines heißen: Regelmäßig und sorgfältig Zahnoberflächen und Zahnzwischenräume reinigen!

Heutzutage existiert eine Reihe von Hilfsmitteln für die einwandfreie Zahnpflege. Die Palette reicht von Hand- und elektrischen Zahnbürsten, Zahnzwischenraumbürsten, Mundduschen und Zahnseide bis hin zu zuckerfreien Zahnpflegekaugummis und -bonbons.

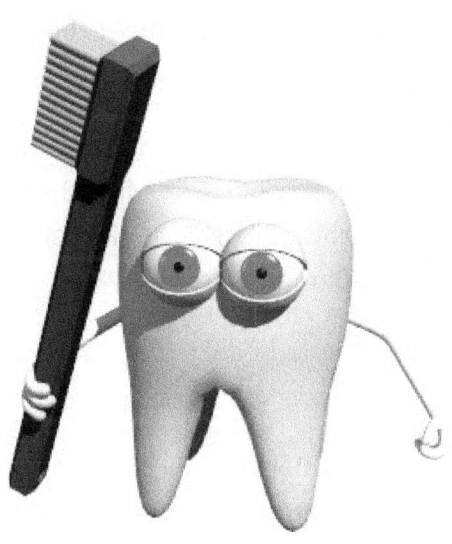

Selbst für Veganer gibt es jetzt Kaugummies, welche zu 100% aus natürlichen Rohstoffen erstellt werden.

Putzen Sie Ihr Gebiss am besten nach jedem Essen.

Es gibt nur wenige Methoden, die effektiv dabei helfen, weißere Zähne zu bekommen.

- Dieses sind zum einen eine fachgemäße Zahnreinigung beim Zahnarzt

- sowie eine gründliche Zahnpflege, um unansehnlichen Verfärbungen Einhalt zu gebieten.

**TIPP.** Besonders empfehlenswert ist die Anwendung von elektrischen Zahnbürsten bei älteren, behinderten und pflegebedürftigen Personen. Wie aber auch bei Kleinkindern ist diese Vorgehensweise empfehlenswert.

- Zum anderen gibt es die Möglichkeit, ein fachgerechtes Bleaching beim Zahnarzt durchzuführen zu lassen

- oder Drogerieprodukte für den Hausgebrauch selbst anzuwenden.

Eine professionelle Behandlung ist zeitaufwendig und kostspielig, da zahlt man schnell mehrere Hundert Euro.

- Und drittens ist es die Benutzung von Miswak.

Es gibt zwar keine fundierte wissenschaftliche Studie, welche belegt, dass durch die dauerhafte Verwendung eines Miswakzweiges die Zähne gesünder und weißer werden. Dennoch bin ich davon überzeugt, dass mein Zahnfleisch einfach kräftiger geworden ist. Die Völker in Afrika und Indien beweisen es uns doch!

Eines steht allerdings fest, dass bereits im Jahr 1999 eine Gruppe von Wissenschaftler herausfand, das der Zahnbürstenbaum über antimikrobielle Inhaltsstoffe verfügt.

Also warum sich sträuben.

## <u>Ausprobieren ist angesagt!</u>

Für ein dauerhaft kräftiges Gebiss ist eine tägliche Zahnpflege und Mundhygiene unerlässlich. Zähne sind Knochen und Kalzium ist verantwortlich für ihren Aufbau und einen kraftvollen Zahnschmelz.

# Die Vorteile der Miswak – Zahnbürste..

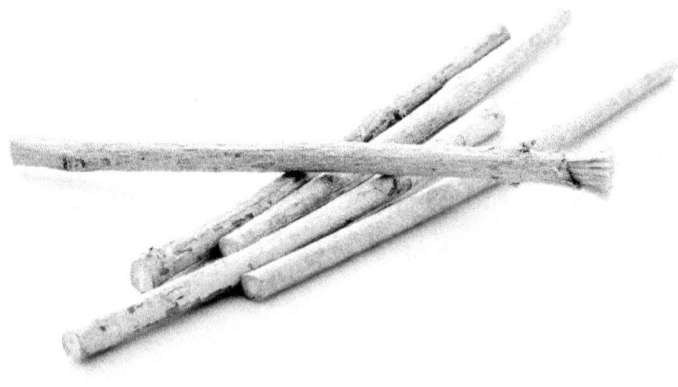

Man kann die Miswak-Zahnbürste jederzeit ohne Wasser anwenden. (ungemein praktisch)

Diese afrikanische Zahnbürste ist federleicht und ist überall mit hinzunehmen.

Sie kombiniert Zahnbürste und Zahnpasta in einem.

Dieser Miswakzweig enthält von Natur aus keimhemmende Substanzen und lebenswichtige Mineralien.

Ist auch vorteilhaft zum Massieren des Zahnfleisches.

Sie macht die Zähne strahlender. (Eigene Erfahrung, keine wissenschaftliche Aussage dazu!)

Die darin integrierten Gerbstoffe straffen das Zahnfleisch.

Der Miswakzweig ist ideal zum Säubern der Zunge, verfeinert die Geschmacksnerven.

Es handelt sich um ein biologisch, abbaubares Naturprodukt.

Lange Verwendungsdauer.

Fördert die Mundhygiene auf einfach Art und Weise.

Die Anwendung der Zahnbürste hat eine beruhigende Wirkung.

Beschleunigt den Heilungsprozess bei Verletzungen und hemmt Entzündungen im Zahnbereich.

Macht die Zähne, glatt. (Wie nach einer professionellen Zahnreinigung).

Persönliche Erfahrung, die Zähne werden weißer, warum auch immer.

Prima als kleines Geschenk, fördert die allgemeine Aufmerksamkeit.

Sehr preisgünstiges Produkt mit enormer Wirkung.

# Die Nachteile der Miswak Zahnbürste

Das Original ist kein Massenprodukt, d. h. nicht überall erhältlich, nur in ausgewählten (Internet)-Shops.

Bei der Benutzung lösen sich kleine Holzfasern, welche man ausspucken muss.

..Jedes Familienmitglied sollte / muss seine eigene Miswakzahnbürste haben. Aus diesem Grunde kauft man mehrere Zweiglein. Die Investition ist demensprechend bei einer Familie höher als beim Single. Dennoch wage ich zu behaupten, dass die Preise für einen Miswakzweig wirklich günstig sind, so dass ich diesen Punkt jetzt nicht als so negativ sehe.

Persönlich bestelle ich immer einen ganzen Satz davon, denn man bekommt diesen Zweig nicht immer.

# Die Zahnpflegenden Inhaltsstoffe des Miswakzweiges.

In diesem unscheinbaren Miswakzweig befinden sich ungemein Zahlreiche: Fluoride mit nützlicher Wirkung für unser Skelett und der Zähne enthalten. Silicium unersetzlich für die Erhaltung von, Bindegewebe, Knorpel, Knochen, Haare, Nägel, Zähne und Calciumsulfat . Das ist wichtig beim Aufbau von Knochen und Beißer  (neben Kalium und Natrium spielt Calciumsulfat eine wichtige Rolle bei der Reizübertragung in Nervenzellen).

Gut, das war mir bereits bekannt und so kam es wie gerufen, dass ich bei einem Besuch auf der Veganmesse in Wiesbaden einen Spezialisten für Miswak kennenlernen durfte, der mir noch folgendes auf den Weg gab.

**Er meint, dass...**

Die Gipskristalle im Miswak als Putzkörperchen dienen. Sie helfen, den fest anhaftenden Schmutz von den Zähnen zu lösen. Aus diesem Grund kann! der Zahn sich verändern und weisser werden.

Weitere Inhaltsstoffe sind:

- Tannine. (Tannine sind verantwortlich für den etwas bitteren Geschmack, wirkt beruhigend auf Schleimhäute, beschleunigen Heilungsprozesse bei Verletzungen und hemmen Entzündungen),

- Saponine ,

- Vitamin C,

- Flavonoide  (diese stärken das Immunsystem, beugen angeblich bestimmten Krebsarten vor, regulieren den Blutdruck und hemmen Entzündungen – sie gelten zudem als Antioxidantien) und

- Chloride.

Ich war überzeugt!

Natürlich kaufte ich mir, erst mal zum Test einige Miswakzahnbürsten.
Heute besorge ich mir den Nachschub in einem Internetshop.

# Die praktische Anwendung der afrikanischen Zahnbürste, so geht`s.

Nun, jetzt wird es nach der völligen Schwärmerei auch Zeit Ihnen zu erklären, wie man die afrikanische Zahnbürste in der Praxis anwendet. Ich kann bereits verraten, Raucher oder ehemalige Qualmer (Scherz) haben es etwas leichter. Da diese Menschen vertraut damit sind, sich einen Glimmstängel in den Mund zu stecken.

Aber Nichtraucher nur Mut es funktioniert mit ein klein, wenig Übung allemal.

Nehmen Sie mich als Vorbild. Ich war zu einem früheren Zeitpunkt eine starke Raucherin, bis ich vor ca. 9 Jahren, nach einer schweren Zahn – OP, ein Rauchverbot vom Zahnarzt erhielt. Sauer war ich, dass können Sie mir glauben. Es war eine harte Zeit und dennoch hörte ich auf, von Heute auf Morgen.

Ja inzwischen ist es auch so geblieben und seit damals bin ich rauchfrei. Ebenso nicht mehr gewohnt, etwas zwischen die Lippen zu halten. Und ich meine dies jetzt jugendfrei. Ein Schelm, der Böses dabei denkt.

Da kommt mir eine Idee! Dieser Miswakzweig ist doch genial um sich das Rauchen abzugewöhnen.

Ich weiß bei Rauchern stoße ich jetzt auf: „Was soll das denn jetzt". Ich hätte jedenfalls früher so reagiert, dennoch glauben Sie es mir, es lebt sich wirklich einfacher. Das Rasseln ist weg. (Richtige Raucher wissen wovon ich jetzt spreche!)

Aber die Miswakzahnbürste kann Ihnen helfen, da wie ich bereits sagte, das Zweiglein wie eine Kippe im Mund hat. Muss aber jeder selbst entscheiden.

**Zurück zur Anwendung.**

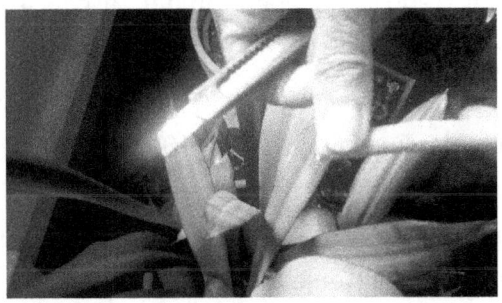

Bevor Sie sich dem Putzen hingeben können, müssen Sie sich erst mal einen Original Miswakzweig besorgen. Die Miswakzahnbürste ist kein Massenprodukt und aus diesem Grunde ist vorherige Bezugsquellen-Recherche notwendig.

Wer es einfacher haben möchte, in der Linkliste ist meine Einkaufquelle angegeben. (Nur wer will!)

Zu Anfang wird Sie der Anblick von so einem Zweiglein etwas ins Staunen versetzen. Sie werden zweifeln und sich fragen:

„**Das** Zweiglein ist so positiv für Mundflora und Zähne?"

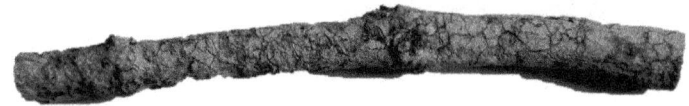

Aber glauben Sie es mir, wenn sie damit starten, dann wird es ihr ständiger Begleiter in der Tasche sein

Versprochen.

Die Größe des Zweigleins ist ca. 10 – 20cm lang und stets von unterschiedlichen Stärke und Farbe.
Also wundern Sie sich nicht bei der Lieferung, alle Zweiglein sehen unterschiedlich aus.

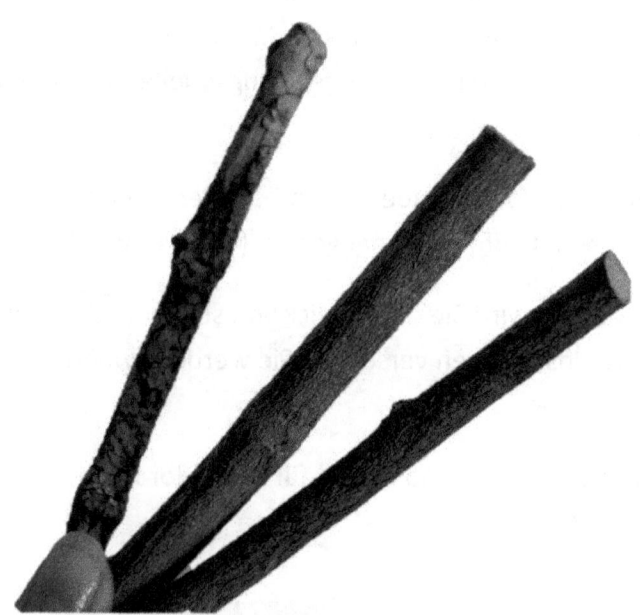

Ein Naturprodukt eben.

So, vor dem ersten Gebrauch nehmen Sie den Miswakzweig und reinigen sie diesen gründlich mit klarem Wasser. (Aus der Wasserleitung genügt) danach lassen Sie den Zweig einfach 1 Stunde in der Luft liegen. (Ich stelle diesen in ein Glas)

## Video unter:
## http://bit.ly/miswak-afrikanischezahnbürste

Ist er wieder etwas angetrocknet, besorgen Sie sich ein scharfes Messer oder wie ich ein winziges Teppichmesser. (bitte nur dafür  verwenden) Und es sollte frei von sonstigen Bakterien sein.Jetzt beginnen Sie an der Spitze des Zweiges ca. ein 1 cm langes Stück der Rinde zu entfernen.

Dazu ein kleines, praktisches Video auf YouTube.
Siehe URL:

## http://youtu.be/F15k2PR4kIM


Ist dies geschehen, kann es mit dem Kauen losgehen.

Und wenn ich dies sage, meine ich konkret Kauen, nicht Beißen. Beschäftigen Sie sich solange damit, bis es am Ende so ausgefranst ist, dass es an eine kleine Bürste erinnert.

Geben Sie dem Zweiglein etwas Zeit Speichel aufzusaugen. Es ist für Sie leichter und der Ast wird rascher weich.

**Vorsicht:**

Ab und zu kommt es vor, dass sich bei diesem Vorgang einige Fasern lösen können, welche man getrost ausspucken sollte. Schicker gesagt, diskret aus dem Mundwinkel entfernen.

Der Zeitraum, bis an der Spitze sich so was wie eine Bürste bildet, kann nicht detailliert genannt werden. Wie schreiben Anwälte immer: Es kommt darauf an.

Und zwar, wie dick der Zweig ist und wie geduldig Sie selber sind. Also mit einer ½ Stunde (dünner Miswak) bis zu 60 Minuten müssen Sie rechnen.

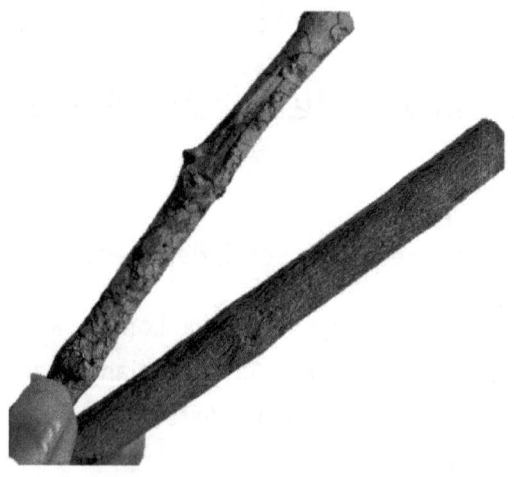

Aber keine Angst, es entspannt. Ab und an kann es zu vermehrtem Speichelaufkommen kommt, was allerdings nicht schlimm ist.

# So!, es ist so weit.

Mit der entstandenen Bürste am Ende des Miswakzweiges lassen sich jetzt Zähne und das Zahnfleisch reinigen.

Über Zähne, Zahnhälse und Zahnfleisch gehen Sie bitte sanft und mit kreisenden Bewegungen, damit Sie keine Verletzungen erhalten. Bei allzu kräftigen Druck kann dies passieren.

Backenzähne nicht vergessen!

Sie merken sofort die positiven Auswirkungen durch diese Massage. (Also bei einwandfreier Anwendung auf jeden Fall).

Nochmals, die Zähne werden – wie beim normalen Zähneputzen- behandelt. Auch hier nicht fest aufdrücken, auf keinen Fall, wenn Sie den Miswakzwei frisch „angekaut" haben. Mit der Zunge spüren Sie dann, wie glatt Ihre Zähne sind. Das ist ein gute Zeichen, denn nur glatte Zähne sind sauber und von Plaque befreit.

Das Bürstchen wird bei mehrmaligem Gebrauch weicher. Dann können Sie intensiver putzen und rubbeln. Vergessen Sie auch nicht die Zahnzwischenräume, zu säubern.

(Kitzelt etwas)

Ist die Zahnreinigung vollzogen, einfach den Zweig mit klarem Wasser ausspülen und für eine Stunde in ein Glas mit Wasser stellen. Bürstenkopf nach unten.

Der Miswak fängt nach der ersten Verwendung an wieder zu trocknen, deshalb die Spülung danach.

Halt ein Tipp: Am Ende gehe ich als Reinigung mit dem Miswakzweig noch über die Zunge. Ach sorry, ich vergaß, das sagte ich bereits.

Um Keime zu vermeiden, sollte Ihr benutzter Miswak immer unverpackt an der Luft aufbewahrt werden.

Am Anfang machte ich folgenden Fehler.
Nach der Benutzung spülte ich meine Miswakzahnbürste wie beschrieben aus und tat den Zweig in ein Plastiktütchen.

Wie es manchmal so ist habe ich das Tütchen am nächsten Tag nicht mehr gefunden. Es war einfach verschwunden. O.k. dachte ich mir, auf ein neues und schnappte mir einen frischen Zweig.

Ca. zwei Wochen später fand ich bewußte Tüte wieder und erschrak. Darin war der alte Zweig, allerdings am Büstenkopf total angeschimmelt.

Vielleicht hätte ich den Zweig einfach kürzen können und diesen dann wieder benutzen, doch davor hat es mir gegraut.

Und um ehrlich zu sein, wo einmal Schimmel ist, da schmeiße ich stets alles weg. Bsp: Brot oder Tostbrot.

Deshalb den Miswak immer offen stehen lassen und niemals einpacken.

Sollten alle Ihre Familienmitglieder mitmachen, dann bitte Jeder muss seinen eigenen Miswak benutzen.

Da es ja ein Ästchen ist, sprich Holz, kann man es demensprechend markieren. Beispielsweise die Initialen einschnitzen. Meinte trägt: **M B**

So können keine Verwechslungen entstehen.

Und das ist gut so!

Natürlich nutzt sich die Bürste früher oder später ab. Keine Frage, ist ja ein Naturprodukt. Das muss Sie keineswegs ängstigen, oder gar ärgern.

Sie müssen nur das alte gebrauchte Kopfstück (Bürste), abschneiden und die „AnkauProzedur" beginnt wieder von vorne.

Man hat lange was von einem kleinen Zweig.

Dies alles mag für Sie etwas problematisch und ungewohnt anhören. Aber glauben sie es mir, wenn Sie sich an die Anwendung und Benutzung eines Miswakzweiges gewöhnt haben, kommt Routine auf und Sie verwenden diesen, neben Ihrem tagtäglichen Putzritual, ständig.

Ich möchte den Miswak nicht mehr missen!

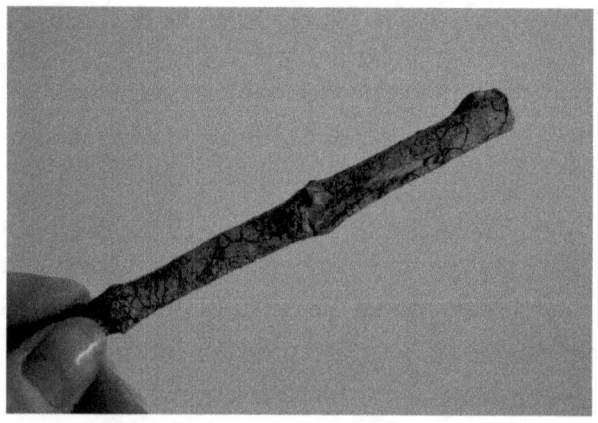

# Wo kann den Miswakzweig kaufen?

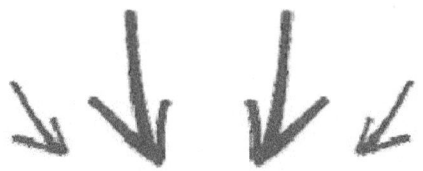

Ja, diese Frage ist berechtigt, denn er ist wirklich keine Massenware und schwer zu bekommen. Denn der Verkauf ist für die Händler nicht lohnend, da der Preis echt gering ist.

Aber es gibt sie, die Stellen, welche etwas außergewöhnliche Produkte in Ihrem Shop anbieten. Persönlich lasse ich mir immer ein paar Miswak Zweige schicken, dann lohnt sich auch für mich als Käufer die Bestellung. Aber wie gesagt, auch hier ist Miswak nicht immer auf Lager!

Hier erhalten Sie die Miswakzahnbürste

- In sogenannten Dritte – Weltläden

- **Im Internet: http://bit.ly/ebooksofashop**

- Auf Messen, bsp. Vegan oder VeggieWorld

*Evtl. gibt es noch mehr Stellen, da bin ich überfragt.*

# Gibt es noch andere Holzarten zum Zähneputzen?

Hier muss ich mich auf die Quelle Wikipedia berufen, da mir nur der Zahnbürstenbaum bekannt ist.
Also schauen wir mal nach: Textquelle Wikipedia:

Auch aus anderen Hölzern werden Zahnputzstäbchen gefertigt. In der westlichen Sahara sind dies Maerua crassifolia (Familie der Kaperngewächse), ein verholzter Busch, dessen bitter schmeckende Blätter gegessen werden können.

In Mauretanien heißt er auf Hassania atîle (Pl.atîl).Salvadora persica heißt dort tiğṭaîye (Pl.tiğğet).

Ebenfalls verwendet werden in dieser Region Commiphora africana (Familie der Balsambaumgewächse, adreṣaîe, Pl. adreṣ) und Wüstendattel (Balanites aegyptiaca, hassania tišṭâye, Pl. tišṭây, teîðeṭ).

In Indien dienen Zweige des Neembaums zum Zähneputzen. Quelle:
http://de.wikipedia.org/wiki/Miswak

# Weiße Zähne durch Gemüse?

Zahlreiche Gemüsesorten wie Sellerie, Karotten, Broccoli und Gurken haben eine abreibende und dadurch reinigende Wirkung auf die Zähne.

Wirken also ähnlich wie kleine Zahnbürsten.

Jedoch und dies ist erwiesen, eignen sich zur Zahnpflege das frische Gemüse nur bedingt.

Für strahlend weiße Zähne bringt das jedoch im Sinne einer Zahnaufhellung gar nichts. Grünzeug knabbern ist eine gute Idee, ähnelt aber eher dem Kauen von Zahnpflege-Kaugummi als einem Bleaching.

Letzteres ist allerdings nicht lange anhaltend, dennoch sehr kostspielig. Wenn Sie es bei einem Spezialisten auf diesem Gebiet vollziehen lassen. Dafür bietet das Internet eine Fülle von Informationen.

# Einige Ratschläge meines Zahnarztes zum Schluss

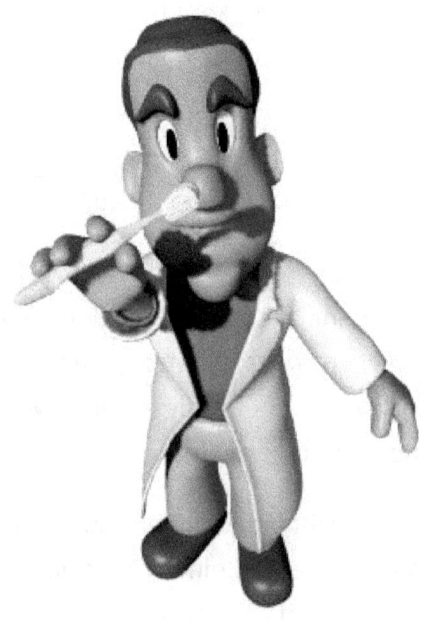

Alles Reden hat keinen Sinn, wenn sie nicht auf eine konsequente Mundhygiene achten.

Mundhygiene ist Grundvoraussetzung, besser noch das Verständnis dafür.

Putzen Sie sich unbedingt mindestens zweimal am Tag die Zähne, um ein Anhaften von schädlichen Bakterien zu verhindern. Besser ist es nach jedem Essen. Benutzen sie Zahnseide um Ihre Zahnzwischenräume zu reinigen. Achten Sie darauf zart mit der Zahnseide zu hantieren, ansonsten verletzen Sie sich.

Ergänzen Sie Ihre Zahnpflege durch eine tägliche Mundspülung. Da gibt es schmackhafte Produkte im Handel. (Ich mag gerne die Spülung mit Pfefferminzgeschmack.)

Damit hemmen Sie das Wachstum der bakterienbildenden Plaques.

Ebenso sollten Sie alle zwei Monate die Zahnbürste erneuern, da sich darauf viele Bakterien und Staub absetzen. (Ja, auch im noch so klinisch, reinem Badezimmer eines Normalos ist Staub).

Putzen Sie Ihre Zähne nur mit Ihrer eigenen Zahnbürste.

Benutzen Sie nach einer überstandenen Erkältung unbedingt eine frische Zahnbürste.

**Ergänzende Hinweise von mir:**

Regelmäßige Anwendung einer Miswakzahnbürste

Spülen Sie Ihren Mund regelmäßig mit kolloidalem Silber aus. Vor allen Dingen bei kleineren Verletzungen, Wehwehchen usw.

Achten Sie auf Ihre Ernährung, vermeiden Sie säurehaltige Produkte zu sich zu nehmen.

Und vor allen Dingen!

**Verwenden Sie den Miswak-Zweig – kauen sie darauf herum. Sie werden es spüren, wie Ihr Zahnfleisch fester. O. k. hierauf gebe ich keine Garantie! Ich kann nur von meiner persönlichen Erfahrung sprechen.**

**Eine Frage :**

**Werden Sie in Zukunft den Miswak zur Zahnpflege einsetzen?**

**Kreuzen Sie sich die Antwort an.**

**Jetzt gleich!**

○ **JA**

○ **Nein**

# FAQ

Diese vor Ihnen liegende Ausgabe ist bereits die zweite Überarbeitung. Aus diesem Grunde möchte Ich Ihnen hier einige Fragen beantworten, welche bei meinen Kunden aufgetreten sind.

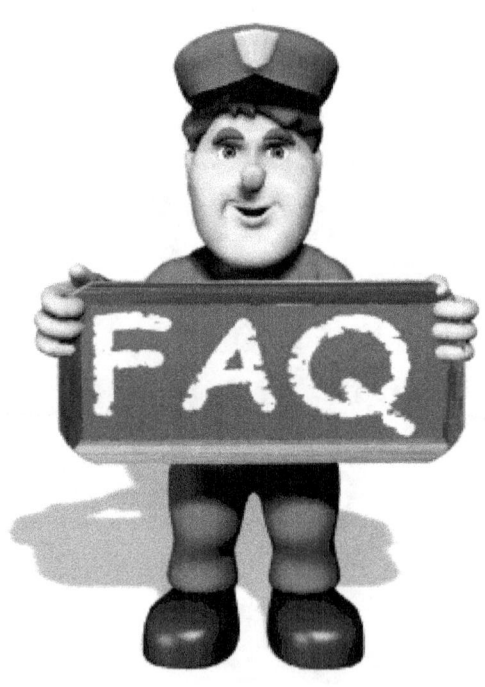

**Was mache ich, mein Zahnfleisch ist so empfindlich und das Putzen tut weh?**

- Als erstes muss ich Sie fragen ob Sie bei der Verwendung mit Miswak zu arg auf das Zahnfleisch drücken.

Falls ja, können hier kleine Verletzungen entstehen. Ist dies nicht der Grund, dann – sorry- würde ich einfach zum Zahnarzt gehen, der sollte überprüfen, ob Sie eventuell freiliegende Zahnhälse haben.

Ich hatte dies auch mal bei einem Zahn, die geringste Berührung und ruckzuck hatte ich eine Wunde. Zahnfleischbluten war die Folge.

Mein Dentist hat dies behandelt.
Jetzt merke ich gar nichts mehr beim Zähneputzen, sowie bei der Verwendung von einer Miswakzahnbürste.

**Gibt es so einen Zweig auch in Form einer normalen Zahnbürste?**

- JA, das gibt es zwischenzeitlich. Der Stil ist aus Holz und die Bürste ist aus Miswakfasern, welche sich auch auswechseln lässt.
Entdeckt bei einer Messe in Düsseldorf.

  Persönlich habe ich mich an den Zweig gewöhnt, da ich ansonsten ja meine normale Zahnreinigung tagtäglich mit der normalen Zahnbürste vollziehe.

  Meinen Miswak kann ich stets problemlos mitnehmen und ein Hauptargument jedenfalls für mich! **Ist der Preis.** Miswak ist deutlichst günstiger als die Zahnbürste. Jedoch sollte es jeder selber entscheiden, was er möchte.

**Kann ich mit dem Miswakzweig auch vorhandenen, starken Zahnstein entfernen?**

- Hier kurz gesagt: Nein! Was fest auf den Zähnen sitzt, bekommen Sie nur noch mit einer professionellen Zahnreinigung bei Ihrem Zahnarzt weg.

## Muss ich die Bürstenspitze des Miswak immer mit Wasser erst nass machen?

- Nein, müssen müssen Sie nicht! Sie können das Bürstchen auch mit Ihrer Spuke, sprich Speichel weicher machen. Ich finde nur mit Wasser geht es zügiger.

## Wenn ich verreise, worin kann ich meinen Miswak verpacken?

- Ich stecke meinen (im Gebrauch befindenden) Miswak in ein Baumwollsäckchen. Und zwar hat jedes Familienmitglied sein eigenes Miswaksäckchen.

## Können auch Kinder einen Miswak benutzen?

- Auf jeden Fall! Gerade bei Kindern kann man die Anwendung spielerisch angewöhnen. Die haben großen Spaß dabei.

**Meine Mutter ist Pflegebedürftig hat aber noch alle Zähne. Kann ich hier auch Miswak anwenden?**

- Nun, ich würde behaupten ja und das es mitunter etwas einfacher ist, gerade bei pflegebedürftigen Menschen, die Zähne mit Miswak von Plaque zu befreien.

  Allerdings kommt es auf die Person selber an und bitte auf keinen Fall eine Pflegeperson alleine mit dem Miswak rumspielen lassen.

**Wie oft soll ich den Miswak benutzen?**

- Also 1x am Tage genügt.

**Wie lange muss ich putzen?**

Ich benutze meinen Miswak solange, bis ich merke dass meine Zähne von Plaque befreit sind. Nach einer Weile putzen fahre ich mit der Zunge über meine Zähne und wenn ich feststelle, dass diese sich „glatt" anfühlen, dann höre ich auf. Genügt für den Tag.

Wahrscheinlich werden noch weitere Fragen auftreten, welche ich hier nicht beantwortet habe. Da dieser Ratgeber stetig erneuert wird, können Sie gerne mitwirken und mir diese Fragen stellen. Ich werde dieses FAQ hier gerne erweitern.

# Mein Reisetipp

Fällt heute ganz kurz aus, da ich persönlich noch nie diese Länder besucht habe, wo der Affenbrotbaum wächst.

Verbinden können Sie eine Besichtigung des Baumes bei Ihrem Aufenthalt in Ostafrika, Arabien oder Vorderasien.

Also auf zum Wüstenausflug. Organisiert natürlich.

Ich könnte mir vorstellen, dass Ihr Reisebüro die passenden Reiseangebote für Sie parat hat.

# Mein Dank geht an meinen Lehrer

Ja, ich möchte heute meinen Dank an meinen Lehrer in der Volksschule richten. Es ist schon lange her und dieser fantastische Lehrer auch bereits verstorben.

Allerdings bin ich überzeugt, dass er diesen Dank hören wird. Denn warum ich so sehr auf mein Gebiss achte ist ihm und der Tatsache zu verdanken, dass er mir vor langer, langer Zeit einen guten Spruch in mein *–damals gab es sowas noch-*Poesiealbum geschrieben hat. Der lautete:

**„Lachen ist das Zähneputzen der Seele"**

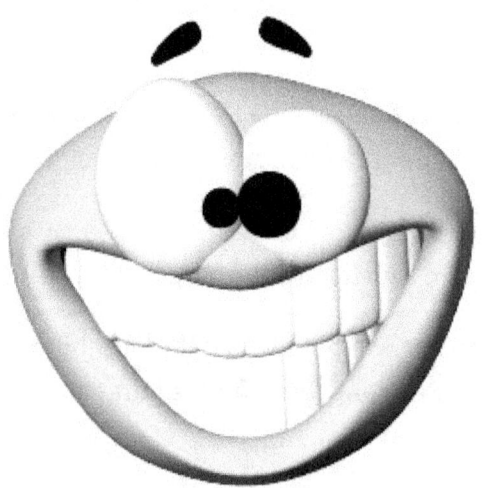

Dieser Spruch hat mich bis zum heutigen Tage sehr beeindruckt.

# Linkliste

Ebooksofashop- der Shop für außergewöhnliche
Produkte

**http://bit.ly/miswak-afrikanischezahnbürste**

Vor so einer Reise nachsehen ob alles richtig
abgesichert ist, im Fall der Fälle.

AuslandsreiseVersicherung online vergleichen:

**http://bit.ly/auslandsreise-gut-absichern**

**Video`s unter:**
**Schritt Nr. 1**

**http://youtu.be/m2N0xE3OTOw**

**Schritt Nr. 2**

**URL zum Video: http://youtu.be/F15k2PR4kIM**

**Diese elektrische Zahnbürste habe ich gekauft.**

**http://bit.ly/elektrische-zahnbürste**

Ich möchte darauf hinweisen, dass die in diesem Ratgeber genannten URLs, nicht als Werbung oder Kaufaufforderung zu sehen sind. Sie dienen einzig und allein Ihrer Informationsbeschaffung, sofern Sie möchten.

Aufgrund meiner Erfahrung ist die überwiegende Zahl der Leser und Leserinnen meiner E-Books immer stets erfreut, interessante Informationsquellen gleich zu finden, ohne lange auf die Suche gehen zu müssen.

Sollten Sie die Verlinkungen stören, sehen Sie bitte darüber hinweg oder senden Sie mir einfach eine E-Mail an: mehrwissen57@web.de, was Sie stört.

Natürlich bin ich auch für positives Lob dankbar.

# Weitere Kindle E-books

Weitere interessante Themen.

Gegebenenfalls interessiert Sie ja noch ein anderes Thema, dann klicken Sie einfach auf das jeweilige Cover, sprich Bild und innerhalb von Sekunden erhalten Sie weitere Informationen zu dem ausgesuchten Buch. Alle diese E-Book Tipps finden zum größten Teil auch auf der Bestseller – Liste von Amazon Kindle....Viel Spaß!

# Exotische Früchte für Erotische Smoothies

### ein Überblick

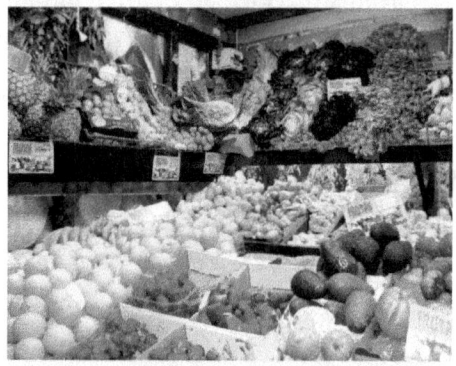

## Peter Sommer

**Ihr Ratgeber für top erotische Smoothies**

---

**Als Taschenbuch & E-Book bestellen bei Amazon**

**https://www.amazon.de/dp/B00CXAPJR4**

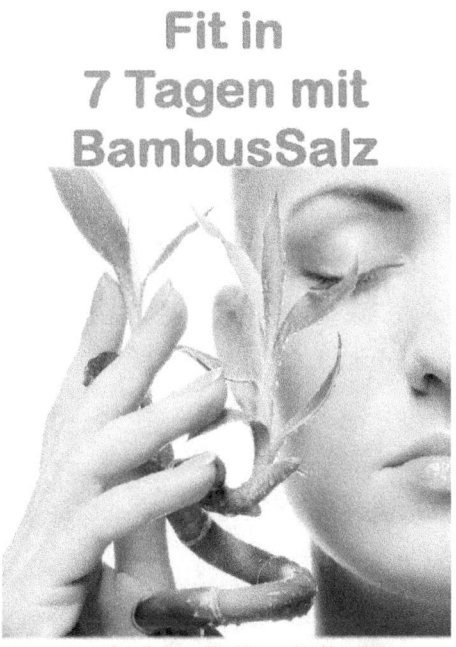

# Fit in
# 7 Tagen mit
# BambusSalz

Ein altes Naturmittel bewirkt Wunder
Monika Braun

**Ihr Ratgeber für ein altes Naturheilmittel**

_____

**Als Taschenbuch & E-Book bestellen bei Amazon**

**https://www.amazon.de/dp/B00ID9XLR4**

# Der Frauenwegweiser
## für ein gelungenes Blind Date

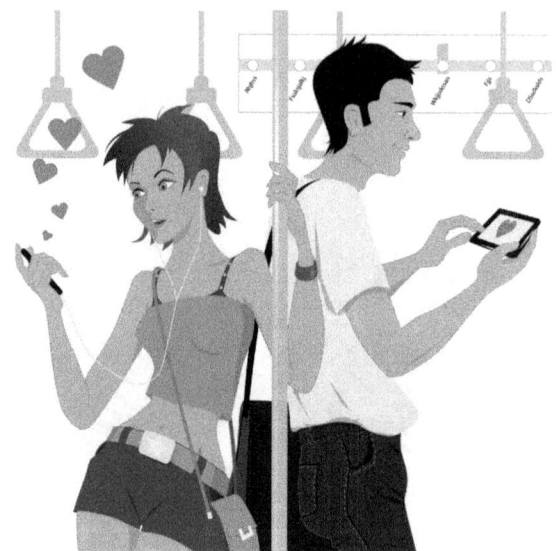

...12 Fehler die Sie auf keinen Fall
machen dürfen...

Sarah Bernardi

**So gelingt Jedes Date...**

---

**Als e-book bestellen bei Amazon**

**https://www.amazon.de/dp/B00BPC1KQU**

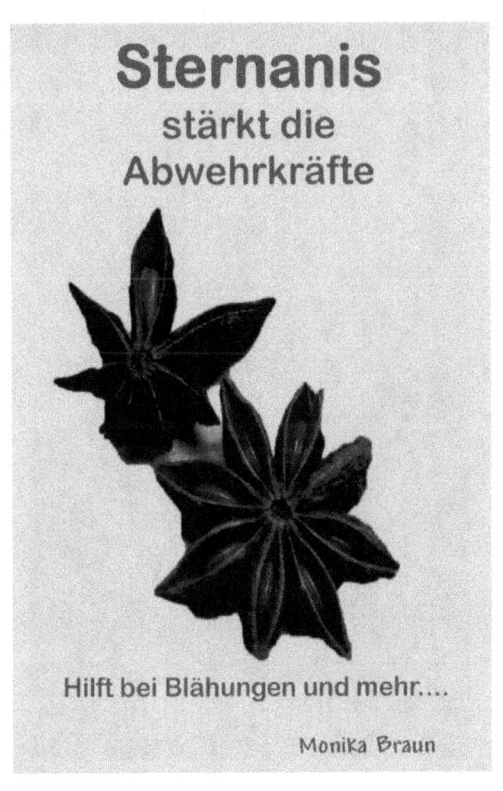

Sternanis ist ein natürliches Heilmittel

Viren und Blähungen ade….

---

Als e-book bestellen bei Amazon

https://www.amazon.de/dp/B00IYKP7HY

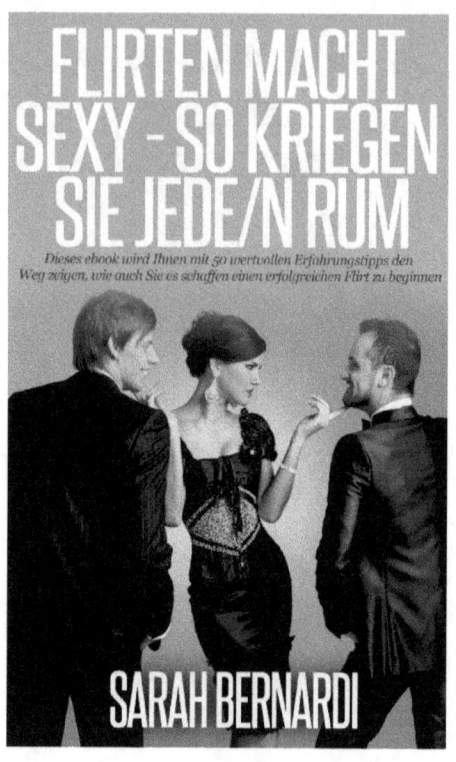

**Die 50 Tricks der Flirt-Besten**

---

**Als e-book bestellen bei Amazon**

**https://www.amazon.de/dp/B00CB374HG**

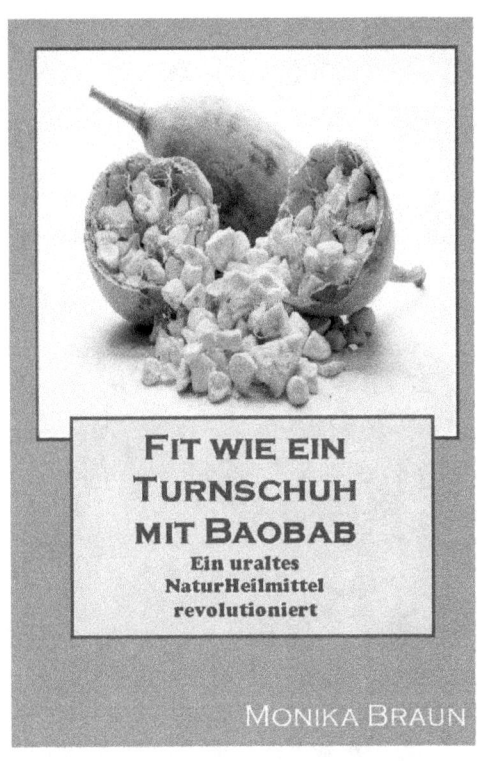

Fit wie ein Turnschuh mit Baobab

---

**Als e-book bestellen bei Amazon**

**https://www.amazon.de/dp/B00JLSSWK2**

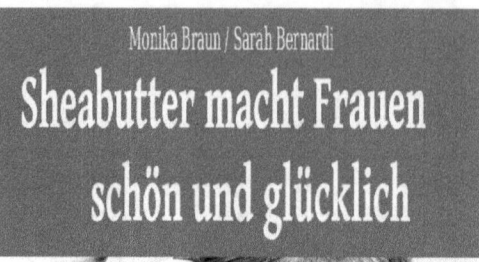

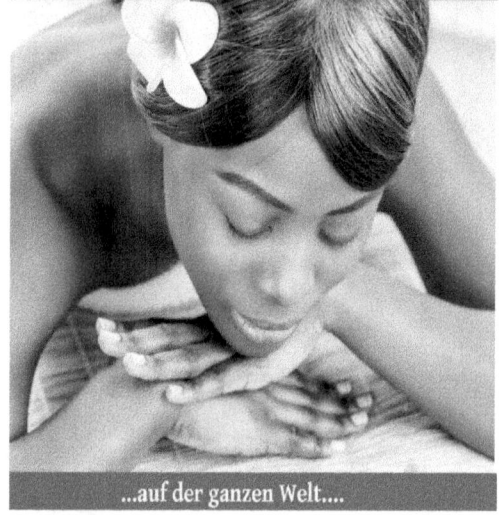

...auf der ganzen Welt....

**Sheabutter macht Frauen schön + glücklich**

---

**Als e-book bestellen bei Amazon**

**https://www.amazon.de/dp/B00BUL2506**

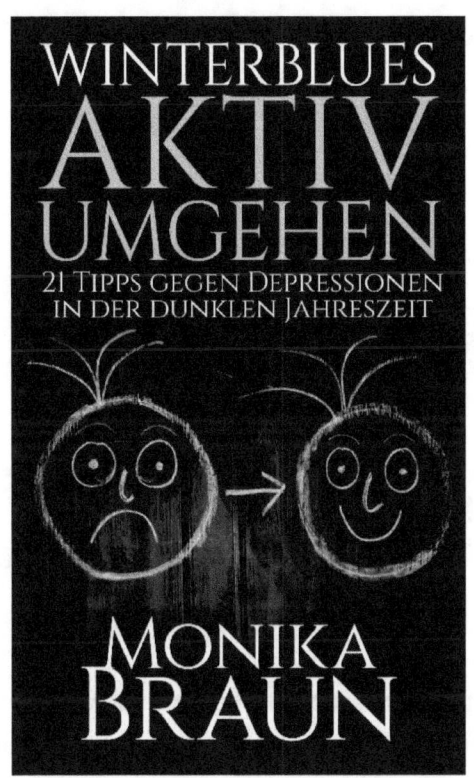

**Winterblues aktiv umgehen**

---

Als Taschenbuch und e-book bei Amazon
https://www.amazon.de/dp/B00QKSK966

# Impressum

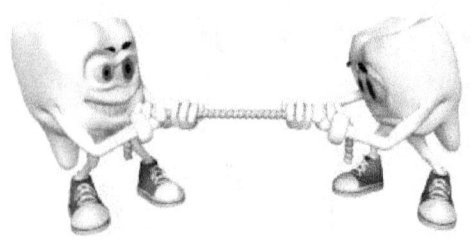

Monika Braun
mehrwissen57@web.de
(Erreichbar über B.G.-p.oHG in Bad Kissingen)

Die Autorin wurde 1964 in Nordrhein Westfalen geboren und lebt heute mit Mann und Ihren zwei Kindern in einem kleinen Städtchen in Bayern. Stets ein Auge auf die Natur und Gesundheit gerichtet, schreibt Sie über diese Themen und versucht den interessierten Leser, respektive Leserinnen, über nicht so bekannte Naturheilmittel aufmerksam zu machen.

Alles, was die Autorin Monika Braun niederschreibt, ist authentisch und nachvollziehbar.

Was als Hobby begann, ist zur Leidenschaft geworden und deshalb sind bereits einige Kindle Bestseller auf dem Markt.

Wenn dieser, ich will mal sagen, Ratgeber bei Ihnen auf positiven Grund gefallen ist, freue ich mich über eine Weiterempfehlung oder einer netten Besprechung, etwa bei amazon.de. Bücher wie ebendiese leben von den Beurteilungen Ihrer Leser.

Falls Sie Fehler entdecken, teilen Sie mir diese Bitte per Email an: mehrwissen57@web.de mit. So kann ich die Patzer unkompliziert und rasch beheben. Fehler in einer Rezension zu erwähnen, schadet dem Ratgeberbuch. Und dass leider längerfristig.

Solange eben, wie er auf dem Markt ist – selbst wenn dann der Mangel bereits lange behoben ist. Danke!

Kleine Anmerkung noch: Für einige detaillierte Informationen bediente ich mich der Datenbank Wikipedia.

Ich hoffe, ich konnte Ihnen viele wertvolle Ratschläge geben und bedanke mich für Ihren Kauf und das Lesen bis zu diesem jetzigen Zeitpunkt.

# Rechtliches

Dieses E-Books bleibt geistiges Eigentum des Autors und ist urheberrechtlich geschützt. Das E-Book darf weder ganz noch teilweise in irgendeiner Form, ohne Zustimmung des Autors, bzw. Verfassers vervielfältigt, kopiert, übersetzt, mikroverfilmt und weitergegeben, sowie auf eigenständigen Medien oder Datenbanken ab gespeichert werden.

Der Autor distanziert sich von den Inhalten zu allen evtl. externen und weiterführenden Links und Webseiten, die in diesem E-Book festgehalten sind. Sollten Amazon – Verknüpfung in diesem E-Book enthalten sein, übernehmen wir keine Garantie, ob der jeweilige Artikel auf Lager ist.

Bei einem Kauf über diesen Link erhält der Autor eine minimale Vermittlungsgebühr von Amazon oder einem anderen Affiliate -Partner. Welches allerdings nicht Grundlage der Nennung des Links ist, sondern nur als Information zu einem evtl. Erwerb. Alle genannten Daten beziehen sich auf den Stand 01/2015- für womöglich Änderungen des Inhaltes wird keine Haftung übernommen.

Eine Haftung oder Mithaftung durch gesetzeswidrige Inhalte zu externen Webseiten wird ausgeschlossen, da der Autor keinen Einfluss auf die Entstehung, Entwicklung oder Veränderungen der unter den angegebenen Domains laufenden Webseiten hat. Auch wenn Sie die rechtlichen Hinweise langweilen, aber die müssen halt sein.

**Fotonachweis:**

Photo: Copyright ©2001 – Irene-B.G.-p.oHG Photo-Objects-Hemera-Canada

**Animotionfactory /**

Teeth in tug of war -Animated Clipart # 4952806 -Date Created: June 16, 2003

Tooth With Toothbrush -Animated Clipart # 4954887 - Date Created: July 17, 2001

Dentist Reminding To Brush-Animated Clipart # - 954547 -Date Created: April 25, 2002

Yellow Guy Smiling Really Big-Animated Clipart # - 4954173 -Date Created: May 19, 2003

Policeman Holding Faq Sign- Animated Clipart # 4967041 - Date Created: April 16, 2002

Eigene Aufnahmen (Laienaufnahmen, kann also schon mal was unscharf sein -sorry) /

Bilder bereit gestellt von Baobab.org /

Coverdesign: <u>fayefayedesigns</u>